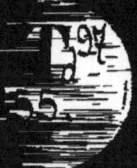

NOTE

SUR LA

TUBERCULOSE

EN GÉNÉRAL

ET SUR

SES FORMES FIBREUSES PNEUMONIQUES

EN PARTICULIER

PAR

M. J. RENAUT

Professeur d'anatomie générale à la Faculté de médecine.

Communiquée à la Société des Sciences médicales de Lyon
dans la séance du 26 mars 1879.

LYON

HENRI GEORG, ÉDITEUR

LIBRAIRE DE LA FACULTÉ DE MÉDECINE

65, rue de la République, 65.

Lyon. — Imp. Riotor, rue de la Barre, 12.

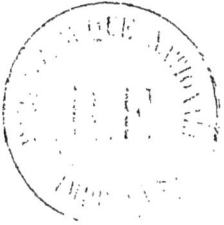

NOTE

SUR LA

TUBERCULOSE

EN GÉNÉRAL

ET SUR

SES FORMES FIBREUSES PNEUMONIQUES

EN PARTICULIER

PAR

M. J. RENAUT

Professeur d'anatomie générale à la Faculté de médecine.

Communiquée à la Société des Sciences médicales de Lyon
dans la séance du 26 mars 1879.

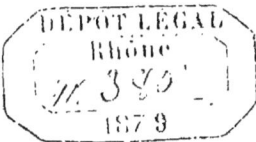

LYON
HENRI GEORG, ÉDITEUR
LIBRAIRE DE LA FACULTÉ DE MÉDECINE
65, rue de la République, 65.

NOTE

LA TUBERCULOSE EN GÉNÉRAL

ET SUR

SES FORMES FIBREUSES PNEUMONIQUES EN PARTICULIER

Je me propose, dans cette courte communication, d'attirer l'attention des membres de la Société des sciences médicales sur une forme peu connue de pneumonie tuberculeuse lobaire que j'ai le premier, je crois, signalée en 1875 (1) sous le nom de *Pneumonie tuberculeuse lobaire à granulations fibreuses et confluentes.* J'ajouterai à ma première description, complétée et étendue, celle de plusieurs formes de tuberculose, qui, sans affecter le type lobaire fibreux et confluent, présentent cependant avec ce dernier de nombreux rapports anatomiques, mais qui en diffèrent sensiblement au point de vue de leur évolution et des symptômes commandés par la lésion.

I

De nombreux travaux ont été faits, dans ces dernières années, pour démontrer l'unité fondamentale des lésions observées dans la tuberculose. C'est principalement aux recherches de mes amis, MM. Grancher et Thaon, que l'on doit à ce sujet les données les plus positives. Depuis,

(1) Voy. *Progrès médical*, 1875, pag. 537. Compte-rendu de la Société anatomique, § 38, séance du 30 avril.

M. Charcot a repris la question, et, dans un exposé synthé-
tique et magistral, il l'a présentée en 1877 à son cours de
la Faculté de médecine de Paris, avec une clarté et une hau-
teur de vues qu'il convient de constater et d'admirer. Certains points néanmoins sont restés obscurs, et certaines formes
de la tuberculose restent à décrire. Sans prétendre à la nou-
veauté absolue pour les idées qui vont être exprimées dans la
suite de ce travail, je crois cependant qu'il est utile de revenir
sur plusieurs points de l'histoire de la tuberculose et d'en pré-
ciser quelques détails qui ont échappé aux observateurs pré-
cédents ou qui, ayant été trop laissés dans l'ombre, demeu-
rent par cela même comme perdus au sein des descriptions
générales.

Dès 1875, dans une note à l'Académie des sciences relative à
l'anatomie pathologique de la morve équine, j'affirmais expli-
citement, qu'au point de vue anatomo-pathologique, il existe
des rapports curieux entre l'infection purulente, la morve
équine, la syphilis et la tuberculose. Toutes ces grandes dia-
thèses déterminent, en effet, dans les tissus, l'apparition de
deux ordres de lésions également typiques, et le plus souvent
conjuguées chez le même sujet vecteur. De ces lésions, l'une
affecte la forme nodulaire, l'autre la forme diffuse. La lésion
diffuse consiste dans une inflammation d'un type particulier,
le plus souvent répandue entre les points nodulaires. Je m'ex-
plique : l'infection purulente est caractérisée par la production de petits abcès miliaires en foyer, isolés ou agminés, qui
constituent la lésion nodulaire caractéristique ou le *nodule
pyémique.* Entre ceux-ci, à leur pourtour, ou même répan-
dues en nappes qui ne contiennent pas de nodules purulents,
on voit des inflammations diverses se produire, avec cette
tendance générale que toutes passent rapidement à la puru-
lence. *La tendance à la suppuration* est donc la même, dans
la pyémie, *pour les déterminations nodulaires* et pour les
déterminations non circonscrites que j'appellerai désormais
intercalaires.

Quelque chose de tout à fait semblable existe dans la morve
équine, soit qu'on la prenne à l'état aigu (chez les solipèdes),

soit qu'on la considère à l'état chronique, c'est-à-dire en tant que *farcin*. Toujours le nodule morveux, soit pulmonaire, soit laryngo-nasal, soit cutané, consiste dans un foyer d'inflammation à tendance hémorrhagique. Autour de ces lésions circonscrites en points ou en grappes, s'étendent des inflammations intercalaires qui sont, elles aussi, nettement hémorrhagiques, si bien que, dans le poumon et dans la peau, le nodule morveux semble évoluer au milieu d'une nappe de sang. De cette tendance générale de la morve à la formation d'inflammations hémorrhagiques, on peut déduire en partie l'évolution ultérieure des lésions, qui, dans le poumon par exemple, prennent au bout de peu de temps un aspect analogue à celui des infarctus hémoptoïques anciens et non ramollis.

On pourrait répéter les considérations qui précèdent pour les appliquer à la syphilis. Dans cette diathèse, toutes les néoformations tendent à produire du tissu fibreux (et aussi bien la lésion nodulaire, la gomme, qui apparaît tardivement dans le cours de la maladie, que les inflammations multiples). La tendance ulcéreuse de certaines lésions inflammatoires non gommeuses n'est due, comme je l'ai indiqué ailleurs (1), qu'à l'artérite oblitérante scléreuse des vaisseaux intéressés par la nappe d'inflammation syphilitique. La tendance générale des néoplasies est donc bien ici de produire du tissu fibreux; on peut aisément vérifier le fait en étudiant les gommes du foie, du poumon, et d'une série d'autres organes.

Nous arrivons maintenant à la tuberculose. On aurait moins cherché le tubercule et moins discuté sur son existence ou son absence dans les lésions multiples de la phthisie, si l'on avait, dès le début, considéré les maladies générales similaires dans leur série naturelle, comme je viens de le faire brièvement. La confusion aurait été surtout évitée si l'on s'était abstenu de considérer exclusivement, *comme unique production typique de la tuberculose,* la granulation grise demi-transparente.

(1) Dict. encyclopédique, art. MORVE, et Manuel de Cornil et Ranvier, art. PEAU.

On concevrait à peine qu'un syphiligraphe ne considérât comme des manifestations spécifiques avérées que celles où la gomme (le syphilome par excellence), peut être démontrée exactement. Il paraîtrait bizarre que l'on déclarât que l'évolution successive d'un chancre infectant, d'une roséole, d'un exanthème papuleux, psoriasiforme ou ulcéreux, dans lequel on ne rencontre pas de nodules gommeux, est un mode de vérôle distinct de la syphilis vraie, et que le plus grand danger que puisse courir un tel vérolé soit de devenir syphilitique. On voit cependant que tout ce mode de raisonnement a été appliqué à la tuberculose, ou plutôt à la phthisie, avant que les beaux travaux de Grancher et de Thaon n'eussent démontré son unité.

Je considère la tuberculose comme donnant naissance à des déterminations anatomiques multiples. Les unes affectent la forme nodulaire et consistent dans *les granulations tuberculeuses*, les autres sont des *inflammations diffuses, intercalaires le plus souvent aux granulations*, mais qui ne sont pas le résultat de la présence même de ces dernières, car je vais démontrer que ces inflammations peuvent en *être absolument indépendantes*.

La tendance générale des productions tuberculeuses, nodulaires et intercalaires, est double. Ces productions peuvent, en effet, subir la *dégénération nécrobiotique* ou caséeuse, ou *l'évolution fibreuse*. Dans ce double caractère réside l'explication de la multiplicité de formes affectée par les lésions tuberculeuses avancées dans leur évolution, comme le sont, par exemple, celles qu'on rencontre dans le poumon d'un malade qui a succombé à une phthisie chronique prolongée.

Pour compléter la *formule anatomique* de la tuberculose, j'ajouterai que, de même que dans la pyémie, la morve et la syphilis, il existe un caractère principal de la maladie, qui, considéré quant au mode d'évolution, consiste dans ce fait qu'elle agit constamment par poussées successives, de telle sorte que toujours, dans un même organe depuis longtemps affecté, l'on rencontre, à côté les unes des autres, *des lésions naissantes, des lésions adultes et des lésions complètement évoluées*; que ces lésions affectent, du reste, le type nodulaire ou le type intercalaire, et qu'elles aient évolué dans le sens dégénératif ou dans le sens de la transformation fibreuse.

Non-seulement donc, j'accepte pleinement ici la définition que mon ami J. Grancher a donnée de la granulation, qu'il appelle une *néoplasie fibro-caséeuse*, mais j'étends cette définition à tout l'ensemble des produits tuberculeux, qu'ils soient nodulaires ou intercalaires.

II

On connaît les caractères principaux du tubercule nodulaire ou granulation ; mais, pour bien concevoir les productions tuberculeuses intercalaires, il convient de reprendre la question brièvement, et d'étudier le mode d'évolution des lésions tuberculeuses dans le grand épiploon, objet d'étude admirablement choisi par Rindfleisch et par MM. Ranvier et Cornil, et dont la structure, à la fois simple et bien connue aujourd'hui, ne peut prêter à aucune confusion entre l'état normal et pathologique.

Si l'on observe le mode de naissance d'une granulation tuberculeuse sur une fine travée épiploïque, on la voit d'abord consister en une ou deux grosses cellules colloïdes, qui deviennent rapidement des cellules à noyaux multiples bourgeonnantes. Je ne discuterai pas la question de savoir si l'endothélium les recouvre exactement ou si le nodule tuberculeux provient initialement de ses cellules plates, cette question posée dans ces derniers temps par M. Martin, appelle, en effet, de nouvelles recherches, et ne présente pas d'intérêt au point de vue où je me place actuellement. Rapidement, par suite du bourgeonnement des grosses cellules initiales colloïdes analogues à des myéloplaxes, et par suite de la participation de l'endothélium voisin du nodule, ce dernier grossit et forme une nouûre à centre colloïde, constitué par les cellules initiales (cellules géantes ?), et à périphérie embryonnaire. Ce mode de naissance de la granulation et son accroissement, se retrouveront identiques dans le fond à peu près partout : dans l'alvéole pulmonaire, dans les séreuses, etc.

Simultanément à cette évolution, se développe, dans l'épiploon, *l'inflammation tuberculeuse intercalaire*, que nous allons maintenant décrire à grands traits.

Sur des nappes d'épiploon d'une étendue considérable et *pouvant ne contenir aucun nodule granulique*, parfois même, comme je l'ai observé dans un cas, et comme vous pouvez le vérifier sur la préparation qui vous sera soumise, *en l'absence de toute granulation à la surface* de l'épiploon, l'on observe un mode d'inflammation typique de cette membrane.

L'endothélium des travées prolifère, se divise, donne, par scissions répétées, une foule de cellules qui se répandent dans les alvéoles ou mailles intertrabéculaires. Ces cellules jeunes ne sont pas des cellules embryonnaires, analogues à celles qu'on trouve d'ordinaire dans les séreuses enflammées ; les alvéoles épiploïques ne renferment que peu ou point de globules blancs. Mais les cellules de nouvelle formation sont grosses, globuleuses, chargées de granulations qui deviennent rapidement graisseuses ; souvent elles sont semées de vacuoles remplies par des gouttes colloïdes qui confluent et rendent l'élément vésiculeux. Enfin ces grosses cellules sont emprisonnées, sur la plupart des points, dans un réseau de fibrine délicat.

Il existe donc une *épiploïte catarrhale et fibrineuse* : catarrhale à cause du caractère exclusivement épithélial (ou endothélial) des cellules de l'exsudat ; fibrineuse, à cause du réseau de fibrine qui relie entre eux ces mêmes éléments.

Un fait sur lequel je ne saurais trop insister ici est *l'absolue identité de cette inflammation intercalaire* avec la *pneumonie catarrhale fibrineuse tuberculeuse*, décrite pour la première fois en 1870-1871, par M. Ranvier, dans ses communications à la Société de biologie, et dans l'enseignement particulier qu'il faisait alors, au Collège de France, à un groupe d'élèves et d'amis dont j'avais l'honneur de faire partie.

Un second point extrêmement important qui résulte de ce que je viens de dire, c'est qu'un épiploon tout entier peut être envahi par une néoplasie diffuse, ayant les caractères précités, et qu'il est facile de reconnaître pour tuberculeuse à ces caractères ; cela, en l'absence complète de toute granulation tuberculeuse dans l'épiploon et dans le mésentère. J'ai sous les yeux l'observation et le protocole d'autopsie du sujet qui m'a fourni l'occasion de faire la remarque qui précède. C'était un jeune homme atteint de granulie, salle Saint-Charles, n° 22, à l'hôpital de la Charité, en décembre 1876, dans le service de M. Hardy dont j'avais alors l'honneur d'être le chef de clinique. Il mourut après avoir présenté pendant trois jours une ascite de moyenne intensité, il ne portait de granulations que dans les poumons. Voici donc un exemple d'une inflammation tuberculeuse spécifique, diffuse, sans nodules tuberculeux granuliques, et développée isolément avec tous ses caractères typiques dans une vaste membrane séreuse.

III

De la pneumonie tuberculeuse lobaire à granulations confluentes.

Un homme qui, par exemple, étant enfant, a eu le carreau et en a guéri, étant adolescent a eu des hémoptysies sans suites, est arrivé à l'âge mûr et prend un refroidissement. Le point de côté, la dyspnée se produisent, le crachement de mucosités sanglantes ou rouillées survient ; des râles secs et bullaires, inspiratoires, se montrent dans l'un des poumons ; et ces râles, répondant à une zone bien circonscrite de matité, intéressent un lobe tout entier. La température monte brusquement de la normale à 39°,5 ou 40°, se maintient à ce niveau pendant un septénaire pour former une courbe tendue, dont le *fastigium* est parfois hyperpyrétique (40°,5-41°-41°,5).

Le diagnostic semble ici évident et il est posé suivant la règle : *le malade a une pneumonie lobaire fibrineuse et franche.*

Mais cette pneumonie ne se résout pas au septième ou huitième jour. Les signes ne s'aggravent pourtant point, à cette époque, de façon à faire penser à une pneumonie suppurée. Le malade change d'aspect en même temps que la fièvre qui le tient change de rhythme. Un état ataxo-adynamique, ou simplement un affaissement singulier des forces se produisent. Les signes physiques subsistent sans modifications ; la fièvre devient une rémittente quotidienne à type sudoral nocturne, de telle façon qu'il existe alors une exacerbation vespérale d'environ un demi-degré, tandis que le matin la température a baissé de 6 ou 8 dixièmes. Quinze, vingt, trente jours à partir du début se passent dans cet état, et le malade meurt sans que des phénomènes bien nets se produisent pour marquer le type de la terminaison de la maladie. Souvent celle-ci se prolonge pendant un ou deux mois ; si l'on fait après la mort l'autopsie de la cavité thoracique, on peut rencontrer deux types tout à fait distincts de lésions.

IV.

Pneumonie récente (mort du 10e au 15e jour.)

On reconnaît au premier abord que la pneumonie était de nature tuberculeuse. Le lobe intéressé est solidifié par une *hépatisation violette.* Sur ce fond violet, une multitude de points blancs, isolés ou agglomérés en grappes, se détachent vivement et font saillie sur la coupe du poumon. Les grappes blanches sont constituées par des *nodules tuberculeux ou granulations demi-transparentes, le fond violet est formé par des nappes de pneumonie tuberculeuse intercalaire.*

Les grappes de granulations forment pour ainsi dire le moule des lobules élémentaires à l'intérieur, desquels elles se sont développées comme on sait (Rindfleisch, Ranvier et Cornil, Grancher, Thaon). La pneumonie intercalaire est typique ; elle est à la fois *catarrhale et fibrineuse*, exactement

à la façon de l'épiploïte tuberculeuse intercalaire que j'ai décrite précédemment.

Les cellules endothéliales de l'alvéole pulmonaire se com-
portent comme celles des travées de l'épiploon ; elles prolifè-
rent, desquament et donnent naissance à une foule de cellules
jeunes, vésiculeuses, et à contenu d'abord colloïde, dans lesquelles le noyau est refoulé à la périphérie. De la sorte, la
coupe optique d'une cellule de l'exsudat est analogue à une
bague, dont le noyau, refoulé sur le bord par le contenu cen-
tral, représenterait le chaton.

Ces éléments cellulaires sont ceux qui constituent, pour la
plus grande part, le contenu de l'alvéole pulmonaire affecté
de pneumonie tuberculeuse ; les globules blancs sont absents
ou peu nombreux. Dans quelques cas (formes pneumoniques
et hémoptoïques), ils existent et sont mêlés à de nombreux
globules sanguins, mais ce n'est pas la règle.

Les grosses cellules de l'endothélium pulmonaire qui ont
subi la transformation vésiculeuse et colloïde jouissent des
propriétés générales des cellules embryonnaires ; elles peuvent absorber les poussières minuscules, elles captent, divi-
sent, réduisent à l'état de grains de pigment noir les globules
rouges tombés dans l'alvéole. Elles possèdent les propriétés
amiboïdes et peuvent marcher dans les tissus en vertu de
leur activité propre. C'est pourquoi on les rencontre, souvent
en grand nombre, dans les lymphatiques péribronchiques et
sous-pleuraux. Ces vaisseaux sont alors distendus au maxi-
mum par un liquide qui, sur les pièces fixées dans leur forme
par l'acide osmique ou l'alcool, produit une injection naturelle et translucide du conduit absorbant.

Ce liquide est, comme l'exsudat alvéolaire, extrêmement ri-
che en fibrine et renferme de *vrais réseaux* élégamment réti-
culés. Il n'est donc pas absolument exact de dire que l'exsudat
de la pneumonie tuberculeuse intercalaire est simplement
fibrinoïde (Grancher). On le trouve, au contraire, nettement
fibrineux avant l'action de tout réactif ; le suc obtenu par
le râclage d'une coupe de poumon atteint d'hépatisation
violette se montre, en effet, chargé d'une foule de petits no-

dules fibrineux reproduisant le moule des alvéoles et englobant les cellules de l'exsudat.

Si l'on considère, dans une même coupe mince du poumon, plusieurs points de la pneumonie intercalaire que nous venons de décrire, l'on reconnaît d'abord que la nappe pneumonique se répand entre tous les îlots de granulations, de façon à les unir entre eux par l'intermédiaire de l'hépatisation violette. Mais cette dernière n'est pas homogène partout et nous y pouvons distinguer trois types bien distincts.

A. Sur certains points et dans certains groupes d'alvéoles, les cellules vésiculeuses, provenant de l'endothélium pulmonaire desquamé, sont nombreuses jusqu'à se toucher. Ces points constituent ce que j'appellerai les *nappes de pneumonie intercalaire endothéliale*. Le réseau de fibrine y existe comme ailleurs, mais il est masqué par les cellules, et, pour le voir, il faut agiter la coupe du poumon dans l'eau ou la traiter au pinceau avec ménagement.

B. Sur d'autres points, l'exsudat alvéolaire est uniquement constitué par un réticulum de fibrine ne renfermant dans ses mailles que peu ou pas de cellules endothéliales. Ces points constituent les *îlots de pneumonie intercalaire fibrineuse*.

c. D'autres îlots présentent un caractère mixte. L'exsudat fibrineux renfermant un petit nombre de cellules endothéliales desquamées.

Cela posé, la double lésion qui constitue la caractéristique de la pneumonie tuberculeuse lobaire à granulations confluentes va évoluer dans l'un ou l'autre des sens que prennent d'ordinaire les lésions tuberculeuses. Nous avons dit que, de ces deux sens, l'un est le sens *dégénératif* ou *caséeux*, l'autre le sens *formatif, fibreux* ou *sclérosant*.

V

Pneumonie tuberculeuse lobaire du type dégénératif; pneumonie caséeuse lobaire ou pseudo-lobulaire.

Si, au lieu de succomber du neuvième au vingtième jour à partir du début de la maladie, le malade est mort vers la cinquième ou la huitième semaine, les parties intéressées par la pneumonie massive ont pris l'aspect de blocs caséeux au sein desquels, au premier abord, il est difficile de reconnaître aucun détail de structure. Si l'on examine bien et surtout si l'on prend des cas intermédiaires, c'est-à-dire ceux dans lesquels l'évolution n'a pas duré plus d'un mois environ, voici ce que l'on peut nettement observer :

Les nodules tuberculeux isolés ou réunis en grappe ont subi la dégénération caséeuse. L'atmosphère pneumonique qui les entoure et les relie a subi le même mode de dégénération. Les portions les plus nettement caséeuses sont celles qui répondent à des îlots de pneumonie intercalaire du type endothélial ; celles qui répondent à des îlots du type fibrineux sont le plus souvent transformées en blocs d'infiltration gélatiniforme ou colloïde. Les alvéoles sont remplis par des sortes de caillots rétractiles, à bords festonnés, qui ont été bien figurés par Baréty dans la thèse de Thaon. Ces caillots sont le résultat de la transformation de l'exsudat fibrineux qui remplissait les alvéoles. Un caillot de lymphe qui dégénère sur place, dans l'éléphantiasis des Arabes par exemple, ne se comporterait pas autrement.

Ainsi, dans le cas qui nous occupe et dans un poumon atteint de pneumonie tuberculeuse lobaire avec tendance dégénérative, les produits tuberculeux qui constituent, par leur union, la lésion complexe, *ont subi parallèlement la même évolution dégénérative*. De là, ces grandes masses caséeuses, sèches à la coupe, dans lesquelles, à l'œil nu, les granulations et la pneumonie intercalaire se confondent en un seul bloc grisâtre semé d'îlots d'infiltration gélatiniforme ou colloïde, et de tractus ardoisés. Ces derniers sont dus à ce que les éléments cellulaires dégénérés contenaient dans leur masse des grains de pigment, provenant de la transformation des globules rouges exsudés au moment de la poussée pneumonique, tombés dans les alvéoles, et fragmentés par les cellules endothéliales de l'exsudat redevenues actives et embryonnaires.

Tels sont, très-brièvement exposés, les phénomènes qui sur-

viennent lorsqu'une pneumonie tuberculeuse lobaire s'est
produite et que ses granulations ont été confluentes. Si au
contraire l'éruption a été discrète, *lobulaire*, pour ainsi dire,
la dégénération se fait par lobules ou groupes de lobules
séparés par des intervalles de poumon sain ou dans lesquels
l'évolution parallèle des nodules et de l'exsudat intercalaire,
au lieu d'affecter le type dégénératif, a obéi à la tendance vers
l'évolution fibreuse. Tandis que les points dégénérés se ra-
mollissent et s'ulcèrent, les travées précitées subissent *la sclérose tuberculeuse* sur laquelle je reviendrai dans un instant. Successivement les îlots dégénérés se transforment en
foyers diffluents ; les cavernes ainsi formées s'ouvrent les
unes dans les autres, et le poumon, dans les parties intéressées, se transforme en une sorte de cavité anfractueuse
dont les loges sont limitées par des ponts de tissu induré
semés de grappes de granulations également fibreuses. Nous
sortons dans ce cas de la pneumonie tuberculeuse lobaire ;
la lésion de cette forme spéciale est *l'ulcère sinueux du
poumon*, décrit il y a près d'un siècle par Portal ; et le
malade a généralement succombé, non à une affection pré-
sentant le type clinique de la pneumonie lobaire, mais à
une phthisie rapide, fébrile, offrant au clinicien le type de la
bronchite, et que Morton appelait la *phthisie éruptive (phthi-
sis florida)*, tandis que Trousseau et la majorité des clini-
ciens lui donnent le nom de *phthisie catarrhale*. Je me bor-
nerai, du reste, à la notion sommaire que je viens d'exprimer
à l'égard de cette forme rapide ou galopante, qui mériterait
une étude spéciale et approfondie, mais qui sort de mon sujet
en ce qu'elle n'est point, à véritablement parler, une forme
pneumonique.

VI

*Pneumonie tuberculeuse lobaire à granulations fibreuses
et confluentes.*

J'ai observé, je l'ai dit, pour la première fois, cette forme en
1875, à l'hôpital de la Pitié, sur un malade du service de

M. Desnos. Mon camarade et ami le docteur Barié a reproduit, dans les comptes-rendus de la Société anatomique, les détails cliniques que présenta ce cas, intéressant à plusieurs titres. Le masque pneumonique fut complet, la durée de la maladie courte, elle évolua, en effet, en moins de six jours (du matin du 30 avril à la nuit du 8). Les deux poumons étaient remplis de tubercules miliaires , comme dans la granulie ; le lobe supérieur du poumon droit était hépatisé dans son entier. L'hépatisation était violette et semée d'innombrables nodules tuberculeux disposés en grappes confluentes ; ces nodules étaient durs, gris à la coupe, et s'énucléaient par îlots lorsqu'on râclait une surface de section du poumon. Le liquide obtenu par ce même râclage offrait tous les caractères de l'exsudat de la pneumonie catarrhale fibrineuse et tuberculeuse ; il renfermait d'élégants réseaux de fibrine et des cellules endothéliales vésiculeuses nombreuses, remplies de grains de pigment noir, et dont le contenu était granuleux ou colloïde.

J'examinerai dans ce cas, successivement : (a) la granulation tuberculeuse en grappe, (b) l'inflammation tuberculeuse intercalaire.

(a) Les granulations isolées par le râclage se montraient sous la forme de moules, reproduisant exactement la forme des lobules pulmonaires primitifs adjacents entre eux, et se tenant par un pédicule plus ou moins délié. Il était donc permis, par ce premier examen , de supposer que la néoplasie était formée par des granulations confluentes, occupant la cavité des alvéoles, et fusionnées entre elles sur la limite des lobules.

Certaines de ces granulations étaient tout à fait embryonnaires avec un centre punctiforme jaunâtre. Tout le reste du nodule était formé par de jeunes éléments réunis entre eux par une substance grenue, analogue à une masse de protoplasma, et qui les soudait solidement. En écrasant ces petites granulations, on ne les résolvait en cellules embryonnaires que tout à fait à la périphérie ; le centre se fendait en blocs, à la façon d'un grand myéloplaxe qu'on écrase.

Mais la majorité des granulations isolées par la dissociation était constituée par des masses dures, de consistance analogue à celle de points minuscules de cicatrice. A un faible grossissement, on voyait ces granulations former chacune un nodule hyalin, presque translucide, sillonné de capillaires remplis par une injection naturelle, et dont l'on pouvait faire, par la simple pression, sortir des globules de sang. *Ces capillaires n'étaient donc point oblitérés* ; et ceci, dans l'espèce, constitue un caractère véritablement capital (1).

Sur une coupe du poumon durci d'après la méthode classique (c'est-à-dire par l'action successive de l'alcool, de la gomme arabique et de l'alcool) et convenablement colorée par le picro-carminate d'ammoniaque ou la purpurine, on voyait, sur tous les points de l'hépatisation, les grappes de nodules tuberculeux former le moule à peu près exact des alvéoles, et oblitérer les cavités de ces derniers suivant le mode exact des granulations fibrineuses décrites par Andral dans l'hépatisation pneumonique franche. Les granulations volumineuses et dures, c'est-à-dire la majorité de ces productions, ne renfermaient pas de centre caséeux à cellules colloïdes multinucléées. Toute la masse était fibreuse, ou constituée par un tissu embryonnaire en voie de transformation fibroïde. La granulation était traversée par des capillaires embryonnaires à paroi anguleuse, mais à lumière large et libre. D'emblée, dans le cas qui nous occupe, *le nodule tuberculeux avait pris la voie de l'évolution fibreuse et l'avait suivie jusqu'au bout.*

L'on aurait pu se demander, au cas où les grappes de granulations fibreuses auraient été limitées simplement au lobe pulmonaire hépatisé, si leur nature était vraiment tuberculeuse ou s'il s'agissait d'une production étrangère à la tuberculose. Mais, dans le cas considéré, l'éruption des granulations était généralisée aux deux poumons, et, dans le gauche

(1) La non oblitération des vaisseaux permet l'édification du tissu fibreux ; c'est cette condition qui me paraît être la déterminante principale du *sens formatif* que prennent les productions tuberculeuses. Inversement, l'oblitération prématurée des vaisseaux conduit à la *dégénération caséeuse.*

notamment, elles affectaient le caractère de distribution, et sur plusieurs points la constitution embryonnaire des nodules tuberculeux qu'on observe communément dans la granulie. Il n'y eut, du reste, de la part de personne, aucun doute à cet égard, lors de l'autopsie et de la présentation à la Société anatomique qui la suivit.

(B) La pneumonie intercalaire aux granulations qui viennent d'être décrites, formait une minime zone autour de chacune d'elles. La raison en est, ainsi que je l'ai dit plus haut, dans ce fait que les granulations fibreuses remplissaient presque exactement les alvéoles. Cependant cette zone minime présentait les caractères ordinaires d'un exsudat catarrhal englobé dans un réticulum fibrineux. Mais ce qui était remarquable dans ce cas, c'était *l'énorme épaississement des parois ou cloisons interalvéolaires* qui s'étaient transformées en travées relativement colossales de tissu fibreux de nouvelle formation. Ces travées étaient semées de traînées de pigment noir ; elles englobaient dans leur épaisseur des cellules vésiculeuses, chargées de ces mêmes grains de pigment, et analogues aux cellules endothéliales de la pneumonie intercalaire périgranulique, qui étaient, elles aussi, chargées de nombreux grains de pigment résultant du morcellement et de la transformation des globules sanguins.

L'épaississement des travées interalvéolaires, le mode de formation de cet épaississement, l'existence de cellules endothéliales pigmentées et encore reconnaissables au sein du tissu fibreux embryonnaire, enfin celle de nombreux vaisseaux jeunes, anfractueux à large lumière perméable, indiquent naturellement ici le mode de formation de la sclérose trabéculaire. Nous voyons que, *de même que les nodules tuberculeux, l'inflammation tuberculeuse intercalaire a subi d'emblée la transformation fibreuse.* Les deux éléments de la pneumonie lobaire spécifique ont donc évolué simultanément et parallèlement dans le même sens ; exactement comme dans le cas où la tendance dégénérative l'a emporté, mais en suivant une direction absolument inverse, c'est-à-dire la direction dans le sens *formatif.*

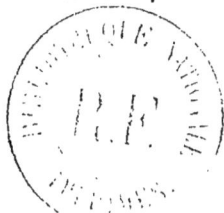

Si la lésion que je viens de décrire, au lieu d'occuper un lobe entier du poumon, avait été circonscrite sur un point restreint, on comprend que ce point tout entier se serait transformé en tissu fibreux semé de granulations également fibreuses. Le malade, continuant à vivre, aurait été simplement porteur d'un point de sclérose pulmonaire au sein duquel auraient existé de nombreuses *granulations de Bayle*. Dans cette nappe de sclérose, la tendance à la formation incessante du tissu fibreux aurait subsisté, et, sur la marge de la lésion, on aurait vu des bourgeons charnus partir de la masse, végéter dans les alvéoles non oblitérés encore, et les remplir exactement. Cette description n'est pas idéale, on observe très-souvent dans tout un sommet une induration totale, au sein de laquelle sont une ou plusieurs cavernes, comme creusées au sein du tissu fibreux. Ces cavernes répondent à des points où les granulations et la pneumonie intercalaire ont suivi le sens dégénératif. Dans de pareils cas, qui appartiennent à la phthisie chronique, les lésions dégénératives et celles qui affectaient la tendance productive étaient simplement mêlées.

J'ai observé plusieurs cas de pneumonie fibreuse étendue ou même pseudo-lobaire depuis 1875, notamment chez deux malades du service de M. Bouillaud, à la Charité, au moment où j'avais l'honneur d'être son chef de clinique et tandis qu'il était suppléé par M. Lancereaux. La forme que j'ai décrite plus haut, toute rare qu'elle soit, se retrouve donc avec tous ses caractères chez les tuberculeux, et ne doit pas seulement être signalée comme une rareté clinique et anatomo-pathologique simplement curieuse.

VII

Pneumonie tuberculeuse à granulations fibreuses discrètes. Ses relations avec l'emphysème pulmonaire.

Si, au lieu d'être confluentes de façon à produire une véritable hépatisation, dans laquelle elles jouent le rôle des moules fibrineux d'Andral, les granulations tuberculeuses, fibreuses d'emblée, sont discrètes, le poumon est semé de grappes de nodules, largement séparées les unes des autres. Chaque grappe est entourée d'une zone de pneumonie inter-calaire qui va rapidement prendre comme elle le caractère fibreux ; mais les systèmes formés par les nodules et leur pneumonie ambiante ne se rejoignent pas et laissent entre eux des bandes de poumon sain ou affecté seulement de con-gestion légère.

Chaque système *granulo-pneumonique* va, de la sorte, évoluer séparément. Les granulations fibreuses s'organisent ; elles forment de petits nœuds multilobés dont le centre est légèrement grenu, dont le corps est constitué par du tissu fibreux identique avec celui des tendons, et dont la périphérie est un îlot de sclérose pulmonaire. Cette sclérose consiste dans l'oblitération des alvéoles par le tissu cicatriciel, ou dans l'épaississement des trabécules inter-alvéolaires par le même tissu. Dans cette zone de sclérose, on voit une couronne de fausses cellules géantes, constituées par des vaisseaux embryonnaires, sanguins ou lymphatiques, oblitérés, et par des alvéoles remplis d'exsudat fibrineux semé de globules blancs et devenu colloïde (par suite de la transformation de la fibrine). Les granulations et le tissu fibreux qui les en-tourent sont, d'ordinaire, fortement pigmentés en noir. Ce ca-ractère existait, on s'en souvient, très-hautement accusé dans la forme pneumonique à granulations fibreuses confluentes décrite plus haut au paragraphe VI. En règle générale, du reste, les néoformations fibreuses quelconques de la tuber-culose sont pigmentées de cette façon.

Les nodules tuberculeux et leur atmosphère fibreuse for-ment donc de petits points de cicatrice, répandus souvent en grand nombre dans tout un lobe ou dans tout un poumon, et isolés les uns des autres. Chacun d'eux devient un centre de rétraction ; aussi les bandes de tissu pulmonaire interposées sont-elles profondément et mécaniquement modifiées.

Le poumon devient emphysémateux dans l'intervalle des points de sclérose. J'ai vu, chez une femme de 50 ans, couchée, en 1874, dans le service de Lorain (à la Pitié), les deux poumons affectés de la sorte, semés de nœuds cicatriciels gros comme un grain de millet ou de chènevis, et dont bon nombre étaient calcifiés. L'emphysème était énorme, les alvéoles pulmonaires agrandis s'ouvraient les uns dans les autres, à la façon des mailles d'un tissu caverneux. Des bandelettes fibreuses minuscules, partant des nœuds de sclérose, sillonnaient le parenchyme pulmonaire raréfié. La malade mourut le cœur forcé, avec des œdèmes, sans lésion brightique du rein, qui fut examiné; et la région de l'isthme guttural, du pharynx et du voile du palais, était semée de granulations tuberculeuses miliaires et confluentes, développées dans les glandes en grappe et le tissu adénoïde de la muqueuse bucco-pharyngienne.

J'ai aussi retrouvé fréquemment cette forme, non plus aussi nettement généralisée que dans le cas que je viens de présenter et dont vous pouvez voir les pièces d'autopsie, mais disséminée par îlots, quelquefois larges, dans les poumons d'individus morts de phthisie chronique et où s'étaient mêlées des lésions diverses. En clinique et en anatomie pathologique, les cas tranchés qui servent ainsi de types ne sont pas les plus fréquents; mais ils ont l'avantage de rendre claires certaines questions controversées; c'est pourquoi ils doivent être, je pense, soigneusement enregistrés et discutés dans leurs détails.

Ainsi la tuberculose à forme pneumonique peut présenter deux variétés, l'une à tendance dégénératrice suivie parallèlement par le nodule granulique et par l'exsudat. Cette forme conduit à la caséification par lobes quand l'éruption de granulations est confluente, et à la formation d'îlots diffluents (origines des cavernes multiples ou isolées) quand l'éruption tuberculeuse est discrète ou localisée par points.

La seconde forme pneumonique présente au plus haut degré la tendance à la transformation fibreuse, soit d'emblée, soit progressive, des produits néoplasiques tuberculeux nodulaires ou intercalaires.

Lobaire ou disposée en nappe importante, cette forme con-

duit à la sclérose tuberculeuse lobaire ou localisée du poumon intéressé. L'organe est détruit et transformé en une
masse de tissu fibreux, semée de points nodulaires également
ment fibreux et de consistance cartilaginiforme ou même calcifiés. Ces points nodulaires transformés donnent les granulations de Bayle.

Disséminée, la pneumonie tuberculeuse à tendance forma-
tive détermine la production d'îlots rétractiles, qui agissent
comme des nœuds de cicatrice, et produisent mécaniquement
autour d'eux l'emphysème du poumon. Si la lésion est généralisée, comme dans le cas que j'ai rapporté, le champ de
l'hématose pulmonaire peut être assez restreint pour que le
cœur soit influencé comme il l'est d'ordinaire par un obstacle
mécanique à sa fonction ; et l'asystolie survient quand la ré-
sistance du cœur a été épuisée, ordinairement au bout d'un
long temps, ainsi qu'il arrive dans les lésions d'orifice.

Les formes pneumoniques de la tuberculose donnent, chacune suivant sa tendance, un élément du schéma de l'évolution complexe de la phthisie pulmonaire. Dans cette dernière, qui se développe lentement, les poussées tuberculeuses
sont successives, d'où il résulte que l'on rencontre, unies dans
un même poumon, des lésions d'âge différent. Ces poussées,
en vertu même de ce fait qu'elles ne sont point simultanées,
qu'elles sont espacées dans la série du temps, et qu'elles sur-
prennent le sujet dans des dispositions variables de résis-
tance, affectent des tendances évolutives diverses. Voilà pourquoi dans un seul et même poumon l'on trouve des lésions
dissemblables par l'âge, la forme, la tendance évolutive : des
points de pneumonie dégénérative, autour d'eux des nappes
de sclérose, ou des îlots d'emphysème semés de nodules fibreux
renfermant des granulations de Bayle, etc.

Mais il suffit de combiner, par la pensée, les deux types
généraux de pneumonie tuberculeuse, *dégénératif* et *fibro-
formatif*, et de supposer, dans ces deux modes, non une évolution lobaire et confluente ou lobaire et discrète, mais une
foule de points mêlés entre eux, successivement développés,
et où l'éruption a été : (A) *pneumonique et dégénérative en*

îlot, (B) *pneumonique et dégénérative discrète*, (C) *pneumo-nique et fibro-formative en nappe ou en îlot*, (D) *pneumo-nique et fibro-formative discrète*, pour reconstituer l'aspect multiforme des lésions de la phthisie chronique, réunies à des états d'évolution divers dans un même poumon tuber-culeux.

Louis définissait la phthisie une succession de pneumo-nies. Vous voyez, Messieurs, par ce qui précède, combien cette définition est au fond exacte. Il suffit de chercher dans la série des cas cliniques des types fondamentaux, à évolu-tion massive dans l'un des deux sens si souvent indiqués, *la dégénération et la formation fibreuse*, pour prendre une idée simple du processus tuberculeux le plus compliqué.

Dans les pages qui précèdent j'ai négligé à dessein les détails des faits. Ce que je viens de dire est le résultat d'études longues, poursuivies pendant plus de dix ans, et dont les matériaux m'ont été fournis de toutes parts durant mon in-ternat qui dura six années, mes deux ans de clinicat, et mon exercice plus court comme chef du laboratoire des cliniques de la Charité, à Paris. Je n'ai parlé ici que de faits bien observés, dont j'ai à la fois l'observation clinique dans mes cartons et les pièces justificatives au point de vue anatomi-que. Vous pourrez consulter ces dernières au laboratoire d'anatomie générale de la Faculté, où elles sont conservées pour servir à mes assertions comme de témoins (1).

_____

(1) J'ai mis hors de cet exposé toute question de priorité ; dans une question aussi étudiée et controversée, la bibliographie est immense et plus encombrante qu'utile. Certaines de mes idées sont conformes à celles de beaucoup d'autres auteurs ; certaines en diffèrent. Je crois que mon ami J. Grancher est, de tous les histologistes, celui avec lequel je suis le plus d'accord. C'est aussi à lui que revient le plus grand mérite de décou-verte et d'exposition dans la question qui vient de m'occuper un instant.

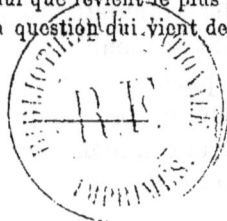

45